CONTENTS

ALZHEIMER

PREVENIRLO E CURARLO

CON METODI NATURALI

VALUTARE ED ESERCITARE

LA TUA MEMORIA

**Gabriele Buracchi
Nutrizionista e Psicologo**

COS'È LA MALATTIA DI ALZHEIMER?

La **malattia di Alzheimer (DA)** è una causa primaria di demenza.

La malattia di Alzheimer danneggia le cellule nervose nel cervello, anche se nelle prime fasi, potrebbero non esserci molti sintomi, se non addirittura nessuno.

La perdita di memoria a breve termine è spesso il primo segno.

Nel corso del tempo, poiché più neuroni vengono danneggiati, la malattia di Alzheimer provoca problemi con il giudizio, il linguaggio e i processi di pensiero.

Alla fine, influisce sulla capacità di una persona di *funzionare* e prendersi cura di se stessa.

Una diagnosi di malattia di Alzheimer può essere molto coinvolgente per la persona che riceve la diagnosi e per i suoi cari.

Sono in corso ricerche sui modi per prevenire e gestire il morbo di Alzheimer.

Man mano che apprendiamo di più su come si sviluppa la malattia di Alzheimer, potremmo essere in grado di prevenire o rallentare la progressione.

Nella malattia di Alzheimer **le placche proteiche beta-amiloidi** nel cervello iniziano a bloccare e interrompere la normale funzione delle cellule nervose.

Esami di laboratorio su fette di cervello hanno dimostrato che le placche amiloidi sono **neurotossiche** ed in in particolare danneggiano le sinapsi e causano la **morte dei neuroni cerebrali**.

È LA FORMA PIÙ COMUNE DI DEMENZA

La malattia di Alzheimer è la forma più comune di **demenza**.

Il termine demenza è usato per definire le malattie cerebrali legate alla perdita di memoria e alla diminuzione delle capacità cognitive.

La malattia di Alzheimer è probabilmente il tipo più riconosciuto, ma ci sono altri tipi di demenza, ovvero:

-demenza vascolare

-demenza a corpi di Lewy

-demenza mista

-demenza causata dal morbo di Parkinson

-demenza causata dalla malattia di Huntington

Le statistiche del 2022 stimano che ci siano più di 6,5 milioni di persone_affette dal morbo di Alzheimer negli Stati Uniti.

In Italia la demenza di Alzheimer oggi colpisce circa il 5% delle persone con più di 60 anni e si stimano circa 500mila ammalati.

LA MALATTIA DI ALZHEIMER NELLE DONNE

I tassi di malattia di Alzheimer sono significativamente più alti nelle donne, secondo un rapporto dell'Associazione Alzheimer.

Il rapporto, che ha raggruppato i partecipanti in uomini e donne, ha stimato che il rischio di sviluppare la malattia di Alzheimer nel corso della vita è di 1 su 5 per le donne.

Per gli uomini, il tasso è la metà di quello, a 1 su 10 .

Negli Stati Uniti, ci son 4 milioni di donne e 2,5 milioni di uomini che vivono con la malattia di Alzheimer.

Uno dei motivi per tassi più elevati nelle donne è che le donne tendono a vivere più a lungo.

L'età è considerata il più grande rischio per lo sviluppo della malattia di Alzheimer.

Un'altra teoria è che le donne nate prima del 1950 in genere non avevano la stessa istruzione formale degli uomini.

Livelli di istruzione inferiori sono associati a tassi più elevati di malattia di Alzheimer.

La malattia di Alzheimer sembra progredire più

rapidamente nelle donne che negli uomini.

La ricerca suggerisce che le donne spesso ricevono una diagnosi nelle fasi successive.

In genere, le donne hanno un vantaggio sugli uomini quando si tratta di memoria e ricordo.

È possibile che i cambiamenti nella memoria non vengano rilevanti in anticipo perché potrebbero essere ancora all'interno di un intervallo "*normale*" nei test standard [1].

Potrebbero esserci alcune associazioni tra i cambiamenti ormonali durante il ciclo di vita e la malattia di Alzheimer.

Diversi studi hanno mostrato [2] un legame tra menopausa precoce e maggiori probabilità di sviluppare la malattia.

È possibile che durante la menopausa possa essere utile proteggere il cervello [3].

Nella parte terminale del libro si parla di alcune soluzioni.

Questa ricerca non è ancora conclusiva. Vale anche la pena notare che la menopausa spesso causa una perdita di memoria.

Questo spesso si risolve nel periodo postmenopausale.

Le persone che hanno avuto disturbi ipertensivi durante la gravidanza hanno avuto un maggiore restringimento del cervello anche molti anni dopo [4].

I disturbi ipertensivi comprendono l'eclampsia, la preeclampsia e la sindrome *HELLP* [5].

Sono necessarie ricerche per capire se i disturbi ipertensivi debbano essere considerati un rischio per il morbo di Alzheimer.

È anche possibile che ci sia qualcos'altro in gioco che mette le persone a rischio sia di disturbi ipertensivi durante la gravidanza che di malattia di Alzheimer in età avanzata.

CUORE E TESTA SONO STRETTAMENTE CORRELATI

C'è una ricerca interessante su come l'infiammazione in una parte del corpo può portare all'infiammazione in altre parti.

Nella malattia di Alzheimer, c'è un accumulo di proteine infiammatorie nel cervello.

È stato dimostrato che molte condizioni croniche, tra cui il diabete e le malattie cardiache, coinvolgono anche l'infiammazione.

Ci sono collegamenti [6] tra le malattie cardiache, la sindrome metabolica, il diabete e lo sviluppo del morbo di Alzheimer.

Tutti questi disturbi sono riconosciuti per il fatto di coinvolgere l'infiammazione in diverse parti del corpo.

Secondo un rapporto [7] del 2019 in *Circulation Research*, un cuore debole potrebbe *"attivare o aggravare"* una malattia nel cervello come il morbo di Alzheimer.

Ci sono cose che possiamo fare per aiutare a prevenire o gestire le malattie cardiache, la sindrome metabolica e il diabete.

Queste cose possono svolgere un ruolo nella prevenzione o nella gestione della malattia di Alzheimer.

Le raccomandazioni includono:

-seguire una dieta antinfiammatoria, come la dieta Mediterranea [8] e la dieta Zona [9], magari combinate

-monitoraggio regolare della pressione sanguigna e trattamento con cambiamenti dietetici, attività e farmaci, se necessario

-smettere o ridurre il fumo se si fuma

-praticare attività fisica

-gestire i livelli di colesterolo con cambiamenti dietetici e farmaci, se necessario

-monitorare i livelli di zucchero nel sangue e gestire il prediabete o il diabete con cambiamenti nella dieta, attività fisica e farmaci, se necessario.

Le malattie cardiache possono anche essere una causa di demenza vascolare, che deriva da vasi sanguigni ristretti nel cervello.

Ciò porta a una diminuzione dell'ossigeno nei tessuti cerebrali.

MALATTIA DI ALZHEIMER E ISTRUZIONE

C'è un'associazione tra livelli di istruzione superiore e un minor rischio di malattia di Alzheimer. Un'istruzione più formale può modellare il cervello in modo diverso a partire dalla giovane età. Imparare cose nuove crea più connessioni tra i neuroni e può rendere il cervello più resistente ai danni.

È anche possibile che il reddito più elevato che spesso deriva da una maggiore istruzione possa ridurre il rischio di malattia di Alzheimer.

Anche svolgere attività di gruppo o avere più contatti sociali [10] può ridurre il rischio.

Anche le seguenti attività sono particolarmente utili per il cervello:

-seguire lezioni di qualcosa che interessa

-imparare le lingue

-suonare strumenti musicali [11]

-unirsi a gruppi della comunità per aumentare il contatto sociale

L' ALZHEIMER È UNA DELLE PRINCIPALI CAUSE DI MORTE

L'*Alzheimer's Association* afferma che il morbo di Alzheimer è la sesta causa di morte negli Stati Uniti.

Circa 1 persona su 3 sopra i 65 anni muore a causa del morbo di Alzheimer o di un'altra forma di demenza.

I *Centers for Disease Control and Prevention* (CDC) hanno riferito che 121.499 persone sono morte a causa del morbo di Alzheimer negli Stati Uniti nel 2019.

Questo numero potrebbe non essere molto preciso, poiché si basa sulla causa ufficiale della morte segnalata.

Altre condizioni di salute sono spesso peggiorate in una persona con malattia di Alzheimer. Questo può ridurre l'aspettativa di vita.

Solo le malattie cardiache, il cancro, alcune malattie respiratorie, l'ictus e gli incidenti hanno causato più morti del morbo di Alzheimer.

ALZHEIMER E DEMOGRAFIA

I tassi di malattia di Alzheimer aumentano con l'età.

Negli Stati Uniti, il 5% delle persone di età compresa tra

65 e 74 anni ha il morbo di Alzheimer.

Questi tassi aumentano al 13,1% nelle persone di età compresa tra 75 e 84 anni.

Tra le persone di età pari o superiore a 85 anni, il 33,2% ha il morbo di Alzheimer.

La ricerca sull'Alzheimer, come tante altre ricerche, manca di diversità.

I partecipanti agli studi non riflettono accuratamente la diversità della popolazione negli Stati Uniti.

Questo è un problema per tutte le condizioni di salute, ma soprattutto per una condizione come il morbo di Alzheimer, che può colpire in modo sproporzionato le persone di colore.

I dati mostrano che il 18,6% dei neri e il 14% degli ispanici di età superiore ai 65 anni hanno il morbo di Alzheimer.

Questo è molto più alto del 10 % dei bianchi di età superiore ai 65 anni con il morbo di Alzheimer.

Tassi più elevati di malattia di Alzheimer nelle persone di colore non sono probabilmente dovuti a differenze genetiche ma a barriere all'accesso all'assistenza sanitaria.

QUANDO È STATO SCOPERTO

Un medico tedesco di nome Alois Alzheimer osservò per la prima volta la malattia di Alzheimer nel 1906.

Descrisse un paziente noto come Auguste D. che aveva perdita di memoria e altri problemi con il pensiero.

Dopo la morte del paziente, il dottor Alzheimer aveva notato che parti del cervello del paziente erano rimpicciolite.

Uno psichiatra che ha lavorato con il dottor Alzheimer ha definito la condizione nel 1910.

COLLEGATO CON UNA PERDITA DELL'OLFATTO

Una persona con malattia di Alzheimer può perdere il senso dell'olfatto, ci dice uno studio [12] che suggerisce che i cambiamenti nel senso dell'olfatto possono essere un segno precoce della progressione dal lieve deterioramento cognitivo al morbo di Alzheimer.

È importante notare che i cambiamenti nella capacità di annusare possono anche essere dovuti ad altre cause, come ad esempio:

-morbo di Parkinson

-danno cerebrale

-sinusite

L'ASPETTATIVA DI VITA VARIA

È difficile prevedere per quanto tempo vivrà una persona con il morbo di Alzheimer.

Ci sono così tanti fattori che determinano l'aspettativa di vita dopo questa diagnosi.

Lo stadio della malattia in cui una persona riceve una diagnosi influenzerà l'aspettativa di vita.

Anche la progressione della malattia di Alzheimer varia da persona a persona.

Si stima che le persone vivranno in media [13] dai 4 agli 8 anni dopo la diagnosi.

Ci sono persone che vivono fino a 20 anni dopo una diagnosi di malattia di Alzheimer.

LE FASI DELLA MALATTIA DI ALZHEIMER

Sia che riguardi noi stessi o un membro della famiglia, questa malattia progressiva influenzerà lentamente la vita quotidiana.

Il primo passo per gestire questo è saperne di più sull'Alzheimer, di come progredisce e quali sono le opzioni di trattamento.

La malattia di Alzheimer è il tipo più comune di demenza, un termine generico per un declino delle capacità mentali.

Le persone con malattia di Alzheimer sperimentano una ridotta capacità di:

-ricordare

-pensare

-giudicare

-parlare o trovare parole

-risolvere problemi

-esprimere se stessi

-muoversi

Nelle prime fasi, la malattia di Alzheimer può interferire con le attività quotidiane.

Nelle fasi successive, qualcuno con l'Alzheimer dipenderà dagli altri per completare le attività di base.

Ci sono un totale di sette fasi associate a questa condizione.

Non esiste ancora una cura per l'Alzheimer, ma il trattamento e gli interventi possono aiutare a rallentarne la progressione.

LE FASI GENERALI DELLA MALATTIA DI ALZHEIMER

La progressione tipica della malattia di Alzheimer è:

1-ALZHEIMER PRECLINICO O NESSUNA COMPROMISSIONE

Potresti sapere del tuo rischio di malattia di Alzheimer partendo dalla tua storia familiare.

Oppure un medico può identificare i biomarcatori che indicano il rischio.

Se sei a rischio di Alzheimer, un medico ti intervisterà sulle difficoltà di memoria.

Tuttavia, non ci saranno sintomi evidenti durante la prima fase, che può durare anni o decenni.

L'accumulo anomalo di un tipo di proteina chiamata **TAU** nel fluido attorno al cervello e al midollo spinale è associato allo sviluppo della malattia di Alzheimer.

I cambiamenti nei livelli di questa proteina [14] possono

verificarsi circa 15 anni prima dell'inizio dei sintomi.

In questa fase la persona è completamente indipendente.

Potrebbe anche non sapere di avere la malattia.

2-COMPROMISSIONE MOLTO LIEVE O DIMENTICANZA COMUNE

La malattia di Alzheimer colpisce principalmente gli anziani di età superiore ai 65 anni.

A questa età, è comune avere lievi difficoltà funzionali come la dimenticanza.

Ma per le persone con l'Alzheimer allo stadio 2, questo declino avverrà più rapidamente di quanto avverrà per le persone di età simile senza l'Alzheimer.

Ad esempio, una persona può dimenticare parole familiari, il nome di un membro della famiglia o dove ha messo qualcosa.

I sintomi nella fase 2 non interferiscono con il lavoro o le attività sociali.

I problemi di memoria sono ancora molto lievi e potrebbero non essere evidenti ad amici e familiari.

3-LIEVE COMPROMISSIONE O DECLINO

I sintomi dell'Alzheimer sono meno chiari durante la fase 3.

Mentre l'intera fase dura circa 7 anni, i sintomi

diventeranno lentamente più chiari in un periodo da 2 a 4 anni.

Solo le persone vicine a qualcuno in questa fase possono notare i sintomi.

La qualità del lavoro diminuirà e potrebbero avere difficoltà ad apprendere nuove competenze.

Altri esempi di sintomi e segni della fase 3 includono:

-perdersi anche quando si percorre un percorso familiare

-trovare difficile ricordare le parole o i nomi giusti

-non essere in grado di ricordare ciò che hai appena letto

-non ricordare nuovi nomi o persone

-smarrimento o perdita di un oggetto di valore

-diminuzione della concentrazione durante il test

Un medico o un clinico potrebbe anche dover condurre un'intervista più intensa del solito per scoprire casi di perdita di memoria.

In questa fase, qualcuno con l'Alzheimer potrebbe aver bisogno di consulenza, soprattutto se ha responsabilità lavorative complesse.

Possono provare ansia e rifiuto da lievi a moderati.

4-ALZHEIMER LIEVE O DECLINO MODERATO

La fase 4 dura circa 2 anni e segna l'inizio della malattia di Alzheimer diagnosticabile.

La persona in questione avrà più problemi con compiti

complessi ma quotidiani.

I cambiamenti di umore come il ritiro e la negazione sono più evidenti.

È frequente anche una diminuzione della risposta emotiva, specialmente in situazioni difficili.

I nuovi sintomi di declino che compaiono nella fase 4 possono includere:

-diminuzione della consapevolezza di eventi attuali o recenti

-dimenticare anche la propria storia personale

-problemi con la gestione delle finanze e delle bollette

-incapacità di contare all'indietro da 100 per 7 secondi

Un medico cercherà anche un declino nelle aree menzionate nella fase 3, ma da allora spesso non ci sarà stato alcun cambiamento.

Sarà comunque possibile per qualcuno ricordare condizioni meteorologiche, eventi importanti e indirizzi.

Ma possono chiedere aiuto per altre attività come scrivere assegni, ordinare cibo e acquistare generi alimentari.

5-DEMENZA MODERATA O DECLINO MODERATAMENTE GRAVE

La fase 5 dura circa 1 anno e mezzo e richiede molto

supporto.

Coloro che non hanno abbastanza sostegno spesso provano sentimenti di rabbia e sospetto.

Le persone in questa fase ricorderanno i propri nomi e i familiari stretti, ma i grandi eventi, le condizioni meteorologiche o il loro indirizzo attuale possono essere difficili da ricordare.

Mostreranno anche una certa confusione riguardo al tempo o al luogo e avranno difficoltà a contare all'indietro.

Le persone avranno bisogno di assistenza per le attività quotidiane e non potranno più vivere in modo indipendente.

L'igiene personale e l'alimentazione non saranno ancora un problema, ma potrebbero avere difficoltà a scegliere l'abbigliamento giusto per il tempo o a prendersi cura delle finanze.

6-ALZHEIMER MODERATAMENTE GRAVE

Durante la fase 6, ci sono cinque caratteristiche identificabili che si sviluppano nel corso di 2 anni e mezzo.

6a. Vestiti: oltre a non essere in grado di scegliere i propri vestiti, qualcuno con l'Alzheimer allo stadio 6 avrà bisogno di aiuto per indossarli correttamente.

6b. Igiene: inizia un declino dell'igiene orale e avranno bisogno di aiuto per regolare la temperatura dell'acqua prima dei bagni.

da 6c a 6e. Toilette: all'inizio, alcune persone dimenticheranno di tirare lo sciacquone o di buttare via la carta igienica.

Con il progredire della malattia, perderanno il controllo della vescica e dell'intestino e avranno bisogno di aiuto per la pulizia.

A questo punto, la memoria è molto peggiorata, specialmente intorno alle notizie di attualità e agli eventi della vita.

Contare alla rovescia da 10 sarà difficile.

La persona amata può anche confondere i membri della famiglia con altre persone e mostrare cambiamenti di personalità. Possono sperimentare:

-la paura di essere soli

-irrequietezza

-frustrazione

-vergogna

-sospetti

-paranoia

Possono anche iniziare a balbettare e diventare frustrati.

È importante continuare la consulenza per i sintomi comportamentali e psicologici.

L'assistenza nella cura personale, dalle attività quotidiane all'igiene, è necessaria in questa fase. Le persone con malattia di Alzheimer allo stadio 6 possono anche iniziare a dormire di più durante il giorno e vagare di notte.

7-ALZHEIMER GRAVE

Ci sono sottostadi in questa fase finale, che dura [15] da un anno e mezzo a due anni e mezzo.

7a: Il discorso è limitato a sei parole o meno. Un medico dovrà ripetere le domande durante il colloquio.

7b: Il discorso si declina in una sola parola riconoscibile.

7c: La parola è persa.

7d: non saranno in grado di stare seduti autonomamente.

7e: I cupi movimenti facciali sostituiscono i sorrisi.

7f: Non saranno più in grado di tenere la testa alta.

I movimenti del corpo diventeranno più rigidi e causeranno forti dolori.

Secondo l'Alzheimer's Association, circa il 40% delle persone affette da Alzheimer forma anche contratture o accorciamento e indurimento di muscoli, tendini e altri tessuti.

Svilupperanno anche riflessi caratteristici dell'infanzia, come la suzione.

In questa fase, la capacità della persona di rispondere all'ambiente è persa.

Avranno bisogno di aiuto per quasi tutte le loro attività quotidiane, incluso mangiare o muoversi.

Alcune persone diventeranno immobili durante questa fase.

La causa più frequente di morte in una persona con Alzheimer allo stadio 7 è la **polmonite**.

UNA PAROLA SULLA PROGRESSIONE

L'Alzheimer in genere progredisce lentamente e passa da sintomi lievi a gravi.

Il tasso di progressione varia ampiamente tra le persone.

Il rischio di passare a uno stadio superiore aumenta con l'età.

Ad esempio, in uno studio [16] del 2018, i ricercatori hanno scoperto che una persona di 65 anni nella fase preclinica aveva una probabilità del 92% di rimanere in una cognizione normale l'anno successivo.

Hanno scoperto che una persona di 75 anni aveva una probabilità del 90% di rimanere nella cognizione normale.

CURARE L'ALZHEIMER

Sebbene non esista una cura per l'Alzheimer, il trattamento può rallentare ogni fase della malattia.

L'obiettivo del trattamento è gestire la funzione mentale e il comportamento e rallentare la progressione dei sintomi.

Alcuni fattori possono avere impatti positivi sui sintomi della malattia, come ad esempio:

-cambiamenti dietetici

-integratori

-esercizi per il corpo e la mente

-farmaco

I farmaci per l'Alzheimer aiutano a regolare i neurotrasmettitori per il pensiero, la memoria e le capacità comunicative.

Ma questi farmaci non cureranno la malattia.

Dopo un po', potrebbero non funzionare. Potrebbe anche essere necessario ricordare a qualcuno con l'Alzheimer di prendere i farmaci.

Trattare i sintomi comportamentali con la consulenza e la terapia può giovare a qualcuno con il morbo di Alzheimer.

Può farli sentire più a loro agio e facilitare il lavoro di chi se ne prende cura.

I medici a volte prescrivono antidepressivi ed ansiolitici per gestire i cambiamenti dell'umore e del comportamento.

Logicamente non si tratta di cure ma di sostanze tossiche che possono aggravare la situazione

Esercizi moderati come camminare possono anche migliorare l'umore e fornire altri benefici, come un cuore più sano e articolazioni e muscoli più sani.

L'attività fisica ha dimostrate proprietà antidepressive.

Ma a causa di difficoltà di memoria, alcune persone con Alzheimer non dovrebbero camminare o fare esercizio fuori casa da sole.

SI PUÒ PREVENIRE L'ALZHEIMER?

I ricercatori stanno continuando a migliorare la loro comprensione della malattia di Alzheimer e di come prevenirla.

Si ritiene che il suo sviluppo sia complesso e causato da una combinazione di:

-genetica

-fattori ambientali

-età

-abitudini di vita

-altre condizioni mediche

Ad oggi, è stato scoperto [17] che i farmaci

hanno un **effetto limitato** sull'alterazione del decorso dell'Alzheimer una volta che i sintomi si sviluppano.

La ricerca si è ampiamente spostata verso la prevenzione dei sintomi prima della loro insorgenza.

Potrebbero esserci alcune misure preventive che si possono adottare per ridurre le possibilità di sviluppare la malattia.

I fattori di rischio modificabili per lo sviluppo dell'Alzheimer includono principalmente il miglioramento delle abitudini di vita e la riduzione dei fattori di rischio per le malattie cardiovascolari.

Alcuni studi autoptici [18] hanno scoperto che fino all'80% delle persone con Alzheimer aveva anche malattie cardiovascolari.

I ricercatori hanno evidenziato [19] quanto segue come fattori di rischio per il declino cognitivo e il morbo di Alzheimer :

-diabete

-depressione

-inattività mentale

-inattività fisica

-dieta povera

-ipertensione

-obesità

-basso livello di istruzione

Una quantità crescente di ricerche [20] suggerisce che un'attività fisica regolare può potenzialmente ritardare l'insorgenza della malattia di Alzheimer o rallentarne la progressione.

Può anche aiutare a ridurre le possibilità di sviluppare condizioni come diabete, obesità o ipertensione.

IL SUPPORTO

Prendersi cura di qualcuno con il morbo di Alzheimer è un compito impegnativo.

Chi svolge questa funzione supportiva andrà incontro ad una serie di emozioni.

La persona avrà bisogno di aiuto e supporto, oltre che di una pausa dai suoi doveri.

I gruppi di supporto possono aiutare a imparare e scambiare le migliori pratiche e strategie per far fronte a situazioni difficili.

L'Alzheimer è una malattia progressiva, con persone che vivono in media da 4 a 8 anni dopo la diagnosi.

Può essere più facile farcela se si sa cosa aspettarsi da ogni fase della malattia e se si riceve aiuto da familiari e amici.

SOMIGLIANZE E DIFFERENZE TRA L'ALZHEIMER E IL PARKINSON

La malattia di Alzheimer e la malattia di Parkinson sono entrambe malattie neurodegenerative. Ci sono somiglianze tra le due condizioni.

Ci sono anche differenze nei sintomi, nel trattamento, nei fattori di rischio e nelle prospettive per le persone con queste condizioni.

Le malattie neurodegenerative causano danni progressivi alle cellule del sistema nervoso.

Gli effetti di queste malattie possono avere un impatto su funzioni come la memoria, il comportamento e il movimento di una persona.

Alzheimer e Parkinson [21] sono due delle malattie neurodegenerative più comuni.

Sebbene condividano alcune somiglianze, hanno anche importanti differenze.

Le due sintesi seguenti servono ad evidenziare somiglianze e differenze.

COS'È LA MALATTIA DI ALZHEIMER?

L'Alzheimer è il tipo di demenza più comune [22]. La demenza è una perdita progressiva della funzione cognitiva.

Ciò include cose come il pensiero, la memoria e le capacità di risoluzione dei problemi.

Le persone con DA hanno accumuli anomali di due proteine nel cervello:

-**beta- amiloide** al di fuori delle cellule nervose (placche amiloidi)

-**proteina tau** all'interno delle cellule nervose (grovigli neurofibrillari)

La causa alla base di queste modifiche rimane sconosciuta [23].

Tuttavia, la loro presenza è associata alla morte delle cellule nervose, portando ai sintomi del DA.

COS'È IL MORBO DI PARKINSON?

Il morbo di Parkinson_è una condizione in cui le cellule nervose in una parte del cervello coinvolta nel movimento vengono danneggiate e iniziano a morire, portando a problemi di movimento progressivamente crescenti.

Il morbo di Parkinson può anche portare a sintomi non motori e cambiamenti nella memoria, nel pensiero e nel comportamento.

Le persone con Parkinson hanno accumuli della proteina **alfa- sinucleina** nelle loro cellule nervose chiamate **corpi di Lewy** .

Si ritiene che i corpi di Lewy contribuiscano in qualche modo al danno e alla morte delle cellule nervose nel morbo di Parkinson.

IN CHE MODO LE CONDIZIONI SONO SIMILI E DIVERSE?

ANALOGIE

Ci sono molte somiglianze tra Alzheimer e Parkinson.

Entrambe sono malattie neurogenerative con un esordio graduale che tipicamente colpiscono gli anziani.

Inoltre, entrambe sono caratterizzate da insoliti accumuli di proteine nel cervello.

I sintomi di Alzheimer e Parkinson peggiorano nel tempo e non esiste una cura per nessuna delle due condizioni.

I trattamenti si concentrano sulla gestione dei sintomi e sul miglioramento della qualità della vita.

Viene utilizzata una combinazione di terapie farmacologiche e non farmacologiche.

DIFFERENZE

Tuttavia, ci sono differenze importanti tra le due malattie.

Gli effetti dell'Alzheimer influiscono in gran parte sul pensiero e sulla memoria, sebbene possano verificarsi anche sintomi che riguardano il movimento.

I principali sintomi del morbo di Parkinson riguardano il movimento, sebbene possano manifestarsi anche sintomi non motori.

Le persone con Parkinson sono anche a rischio di sviluppare un tipo di demenza da corpi di Lewy .

Oltre a ciò che abbiamo discusso sopra, sia l' Alzheimer che il Parkinson presentano anche differenze specifiche in cose come trattamenti, fattori di rischio e prospettive per le persone con queste condizioni.

Analizzeremo ciascuno di questi argomenti in modo più dettagliato di seguito.

Quali sono i sintomi del morbo di Alzheimer e del morbo di Parkinson?

MORBO DI ALZHEIMER

I sintomi che presenta chi soffre di Alzheimer possono dipendere da quanto è avanzata la sua malattia.

I sintomi generali possono includere:

-problemi con la memoria

-apatia

-depressione

-difficoltà a comunicare o a trovare le parole

-ragionamento compromesso o scarsa capacità di

giudizio

-cambiamenti comportamentali o di personalità

-disorientamento o confusione

-difficoltà a parlare , deglutire o muoversi

MORBO DI PARKINSON

I sintomi della malattia di Parkinson possono variare notevolmente da individuo a individuo e dipendono anche da quanto è diventata avanzata la malattia di Parkinson.

Nel complesso, i principali sintomi del PD sono:

-tremori

-rigidità muscolare

-movimenti rallentati

-problemi di coordinazione ed equilibrio

Le persone con Parkinson possono anche avere una varietà di sintomi che non sono correlati al movimento.

Questi includono:

-crampi muscolari

-fatica

-stipsi

-problemi urinari

-cali improvvisi della pressione sanguigna quando ci si alza in piedi

-sonno interrotto

-disfunzione sessuale

-ridotto senso dell'olfatto

-depressione

-demenza

-difficoltà a parlare o deglutire

-ridotto senso dell'olfatto

-depressione

-demenza

-difficoltà a parlare o deglutire

COME SI CURANO IL MORBO DI ALZHEIMER E IL MORBO DI PARKINSON?

IL MORBO DI ALZHEIMER

Non esiste una cura per l' Alzheimer.

Tuttavia, ci sono diversi farmaci che possono trattarne i sintomi.

Questi includono farmaci come donopezil (Aricept) e rivastigmina (Exelon), che agiscono regolando i livelli di messaggeri chimici nel cervello.

Altri farmaci chiamati aducanumab (Aduhelm) e lecanemab (Leqembi) possono ridurre le placche amiloidi nel cervello.

A volte vengono usati anche altri farmaci come quelli antipsicotici che possono essere utilizzati per gestire l'agitazione o l'aggressività in alcuni individui con DA, mentre alcuni tipi di antidepressivi possono aiutare ad affrontare la depressione.

Naturalmente le controindicazioni di queste sostanze

sono molto pesanti e dai risultati almeno discutibili.

I trattamenti non farmacologici possono anche aiutare le persone con questo problema senza effetti collaterali pericolosi.

Questi includono:

-mantenendosi mentalmente stimolati

-impegnandosi con un terapista o un consulente che possa aiutare a far fronte agli effetti dell'Alzheimer

-esercizio fisico costante da lieve a moderato in base alle condizioni fisiche

-seguire una dieta sana ed equilibrata come la Zona mediterranea in grado di contrastare anche l'ipertensione.

-sviluppare una rete di supporto che possa aiutare a migliorare il tuo benessere mentale ed emotivo

MORBO DI PARKINSON

Anche per il Parkinson non esiste una cura specifica.

Si usano farmaci come la levodopa-carbidopa ed altri che possono aiutare ad affrontare i sintomi motori del morbo di Parkinson.

Ulteriori farmaci possono anche essere utilizzati per gestire i sintomi non motori del morbo di Parkinson.

Un esempio è la prescrizione di antidepressivi per trattare la depressione associata al morbo di Parkinson.

Altri tipi di trattamenti possono anche essere utili per le

persone con Parkinson, tra cui:

-terapia fisica e occupazionale

-logoterapia

-terapia della parola come la terapia cognitivo comportamentale

-esercizio regolare

-una dieta sana ed equilibrata

-terapie complementari come il massaggio o lo yoga o altra forma di meditazione

La stimolazione cerebrale profonda può anche essere utile per alcune persone con Parkinson che non rispondono bene ai farmaci.

FATTORI DI RISCHIO PER ALZHEIMER E PARKINSON

IL MORBO DI ALZHEIMER

I fattori di rischio per l'Alzheimer includono:

-età avanzata

-una storia familiare di disturbo di Alzheimer o demenza

-alcune variazioni genetiche come quella che coinvolge il gene *APOE e4*

-Sindrome di Down

-alcune condizioni di salute come: cardiopatia, ipertensione, infarto, obesità, diabete

-lesioni cerebrali traumatiche

-fumare

MORBO DI PARKINSON

I fattori di rischio sono:

-età avanzata

-sesso maschile

-una storia familiare di Parkinson

-determinate variazioni genetiche

-esposizioni ai pesticidi

QUALI SONO LE PROSPETTIVE PER CHI HA L' ALZHEIMER O IL PARKINSON?

MORBO DI ALZHEIMER

Come abbiamo visto si tratta di una malattia progressiva, il che significa che peggiora con il passare del tempo.

Le persone negli stadi più avanzati hanno spesso problemi a deglutire, fatto che aumenta il rischio di polmonite *ab inges*tis, una delle cause più comuni di morte nelle persone con Alzheimer.

MORBO DI PARKINSON

Anche questo morbo è progressivo.

In generale, è difficile determinare come progredirà ogni individuo con questa condizione.

Mentre l' aspettativa di vita [24] delle persone con Parkinson è simile alla popolazione generale, la loro qualità di vita può essere ridotta nelle fasi avanzate .

Gli effetti in genere portano a un certo livello di disabilità [25] entro 10 anni .

Inoltre, gli studi [26] hanno stimato che dal 20 al 40% delle persone affette da morbo di Parkinson convive anche con la demenza da morbo di Parkinson.

DOMANDE FREQUENTI

Si stima che l'Alzheimer sia la causa del 60-80% dei casi di demenza.

Il Parkinson è meno comune ed in Italia vengono diagnosticati ogni anno 15.000 nuovi casi di Parkinson, di cui almeno 1.000 in soggetti con età inferiore ai 45 anni.

Sulla base dei dati epidemiologici disponibili, si stima che in Italia vi siano tra 250.000 e 300.000 persone affette.

È POSSIBILE PREVENIRLI?

Non esiste un modo noto e sicuro per prevenirli, ma sappiamo con certezza che alcune abitudini e stili di vita riducono fortemente il rischio.

Parliamo di sane abitudini alimentari, [27] cui abbiamo già accennato, e svolgere attività fisica [28].

SINTOMI DELLA MALATTIA DI ALZHEIMER

La malattia di Alzheimer è un tipo di demenza in cui le cellule cerebrali muoiono.

La condizione colpisce la memoria, il pensiero e il comportamento e rappresenta dal 60 all'80% dei casi di demenza.

La malattia di Alzheimer è più comune nelle persone di età superiore ai 65 anni, ma alcune persone hanno un esordio precoce e mostrano sintomi già intorno ai 40 o 50 anni.

Questa è una malattia progressiva che peggiora nel tempo.

Dopo una diagnosi, le persone con questa condizione possono vivere in media da quattro a venti anni.

Riconoscere i primi sintomi dell'DA e intervenire tempestivamente aiuta a prolungare e migliorare la qualità della vita.

I primi sintomi del DA possono essere lievi e sottili, così sottili che si può non notare un cambiamento nel pensiero o comportamento.

Nella fase iniziale della malattia, probabilmente ci sono

difficoltà a ricordare nuove informazioni.

Questo perché la malattia spesso inizia a colpire le aree del cervello responsabili dell' apprendimento di nuove informazioni.

Capita al soggetto di ripetere domande più e più volte, dimenticare conversazioni o appuntamenti importanti o smarrire oggetti come le chiavi della macchina.

La perdita di memoria occasionale può essere una parte normale dell'invecchiamento, quindi la dimenticanza non è necessariamente un segno di Alzheimer.

Tuttavia potrebbe essere utile parlarne col medico se il problema peggiora.

I primi 10 segnali di pericolo includono:

-smarrire gli oggetti e non essere in grado di tornare sui propri passi

-perdita di memoria che influisce sulla vita di tutti i giorni (impossibilità di preventivare, di guidare verso un luogo)

-difficoltà di pianificazione o risoluzione dei problemi

-impiegare più tempo per svolgere le normali attività quotidiane

-perdere la cognizione del tempo

-avere difficoltà a determinare la distanza e distinguere i colori

-difficoltà a seguire una conversazione

-scarsa capacità di giudizio che porta a decisioni sbagliate

-ritiro dalle attività sociali

-cambiamenti di umore e di personalità e aumento dell'ansia

SINTOMI MODERATI DEL DISTURBO

Alla fine si diffonde in più regioni del cervello.

La famiglia e gli amici possono riconoscere i cambiamenti nel modo di pensare e nel comportamento prima dell'interessato.

A volte, è difficile identificare i problemi di memoria in noi stessi.

Ma con il progredire della malattia, si possono riconoscere sintomi rivelatori in noi stesio, come confusione e una minore capacità di attenzione.

Man mano che muoiono più cellule cerebrali si inizia a mostrare segni di Alzheimer moderato, che includono:

-problemi nel riconoscere amici e familiari

-difficoltà con il linguaggio e problemi con la lettura, la scrittura o il lavoro con i numeri

-difficoltà a organizzare i pensieri e pensare logicamente

-incapacità di apprendere nuovi compiti o di far fronte a situazioni nuove o inaspettate

-scoppi di rabbia inappropriati

-problemi percettivo-motori, come difficoltà ad alzarsi

da una sedia o ad apparecchiare la tavola
-dichiarazioni o movimenti ripetitivi e contrazioni muscolari occasionali
-allucinazioni, deliri, sospettosità o paranoia e irritabilità
-perdita del controllo degli impulsi, come spogliarsi in momenti o luoghi inappropriati o usare un linguaggio volgare
-esacerbazione di sintomi comportamentali, come irrequietezza, agitazione, ansia, pianto e vagabondaggio, specialmente nel tardo pomeriggio o alla sera.

SINTOMI GRAVI

A questo punto della malattia, nei test di immagini del cervello, possono comparire placche cerebrali (gruppi di proteine che distruggono le cellule cerebrali) e grovigli (cellule nervose morenti che si attorcigliano l'una intorno all'altra).

Entrambi sono segni distintivi del disturbo.

Questa è la fase finale dell'Alzheimer. Le persone in questa fase perdono il controllo delle funzioni fisiche e dipendono dagli altri per le cure. Dormono più spesso e non sono in grado di comunicare o riconoscere i propri cari.

Altri sintomi di Alzheimer grave includono:
-mancanza di controllo della vescica e dell'intestino

-perdita di peso

-convulsioni

-infezioni della pelle

-gemiti, gemiti o grugniti

-difficoltà a deglutire

A causa della perdita della funzione fisica, le persone in stadio avanzato possono affrontare complicazioni.

La difficoltà a deglutire può provocare l'inalazione di liquidi nei polmoni, il che aumenta il rischio di polmonite.

Possono anche soffrire di malnutrizione e disidratazione.

La mobilità limitata aumenta anche il rischio di piaghe da decubito.

CONDIZIONI CON SINTOMI SIMILI

Ci sono altre cause di demenza con sintomi simili al DA.

Il medico conduce esami fisici e neurologici e utilizza la tecnologia di *imaging cerebrale* per diagnosticare o escludere l'Alzheimer.

Il seguente elenco di malattie neurodegenerative può imitare il disturbo:

-**La malattia di Parkinson** con demenza porta a tremori e difficoltà nel camminare, nel movimento e nella coordinazione.

-**La demenza vascolare** si verifica a causa di un flusso

sanguigno alterato al cervello e porta a problemi di ragionamento, pianificazione, giudizio e memoria.

-La degenerazione lobare frontotemporale colpisce i lobi frontali e temporali del cervello, che sono associati alla personalità, al comportamento e al linguaggio.

-La demenza frontotemporale colpisce i lobi temporali e frontali che influenzano il processo decisionale, il controllo comportamentale, le emozioni e il linguaggio.

-La malattia di Pick è una forma rara e permanente di demenza simile all'DA, tranne che spesso colpisce solo alcune aree del cervello.

-La paralisi sopranucleare è una rara malattia cerebrale che causa problemi seri e progressivi con il controllo dell'andatura e dell'equilibrio, movimenti oculari complessi e problemi di pensiero.

-La degenerazione corticobasale si verifica quando le aree del cervello si restringono e le cellule nervose muoiono nel tempo.

Il risultato è una crescente difficoltà a muoversi su uno o entrambi i lati del corpo.

Altre possibili cause di demenza includono:

-effetti collaterali del farmaco

-depressione

-carenza di vitamina B12 ed altre vitamine

-alcolismo cronico

-alcuni tumori o infezioni del cervello

-coaguli di sangue nel o sul cervello

-squilibri metabolici, inclusi disturbi della tiroide, dei reni e del fegato

SINTOMI DI DEMENZA

La demenza non è in realtà una malattia. È un gruppo di sintomi.

"*Demenza*" è un termine generico per i cambiamenti comportamentali e la perdita delle capacità mentali.

Questo declino, inclusa la perdita di memoria e difficoltà di pensiero e linguaggio, può essere abbastanza grave da sconvolgere la vita quotidiana.

Questa malattia è il tipo di demenza più noto e più comune .

Molte persone usano i termini "*malattia di Alzheimer*" e "*demenza*" in modo intercambiabile, ma questo non è corretto.

Sebbene il morbo di Alzheimer sia la forma più comune di demenza, non tutti i malati di demenza hanno l'Alzheimer:

-La demenza è un disturbo cerebrale che influisce sulla capacità di una persona di comunicare e di svolgere le attività quotidiane.

-La malattia di Alzheimer è una forma di demenza con un impatto mirato sulle parti del cervello che controllano la capacità di una persona di pensare, ricordare e comunicare con il linguaggio.

QUALI SONO I SINTOMI GENERALI
E I PRIMI SEGNI DI DEMENZA?

I segni e i sintomi generali della demenza includono difficoltà con:

-memoria

-comunicazione

-lingua

-messa a fuoco

-ragionamento

percezione visiva

I primi segni di demenza includono:

-perdita della memoria a breve termine

-difficoltà a ricordare parole specifiche

-perdere le cose

-dimenticando i nomi

-problemi nell'eseguire compiti familiari come cucinare e guidare

-scarso giudizio

-sbalzi d'umore

-confusione o disorientamento in un ambiente non familiare

-paranoia

-incapacità di svolgere multifunzionalità

Anche per un dato tipo di demenza, i sintomi possono variare da paziente a paziente.

I sintomi sono generalmente progressivi nel tempo ed abbiamo visto già in dettaglio i 7 stadi

I sintomi sono generalmente progressivi nel tempo ed abbiamo visto già in dettaglio i 7 stadi

PREVENIRE L'ALZHEIMER

A quanto ci dicono, [29] non esiste alcun modo per prevenire l'Alzheimer.

Se però si analizzano fattori come la corretta alimentazione, l'esercizio fisico e mentale, l'uso di determinati integratori, ci si rende conto che, probabilmente, si possono invece fare molte cose per evitare di soffrire di Alzheimer, anche se questo è certamente sgradito al complesso farmaceutico.

Non sono certo l'unico a pensarla così, dato che molti studiosi esaminano trattamenti di vario tipo che possono essere utili, tra cui:

-ALLENAMENTO COGNITIVO - al termine del libro sono riportati alcuni esempi pratici che riguardano la memoria-.

-ESERCIZIO FISICO. Anni di studi osservazionali su animali e umani suggeriscono i possibili benefici dell'esercizio per il cervello.

Alcuni studi [30] hanno dimostrato che le persone che esercitano hanno un minor rischio di declino cognitivo rispetto a quelle che non lo fanno.

L'esercizio è stato anche associato a un minor numero di placche e *grovigli* di Alzheimer nel cervello e a migliori prestazioni in alcuni test cognitivi.

-GESTIONE della pressione sanguigna in quelli con ipertensione.

Molti tipi di studi [31] mostrano una connessione tra ipertensione, malattie cerebrovascolari (una malattia dei vasi sanguigni che irrorano il cervello) e demenza.

Ad esempio, è comune che le persone con cambiamenti cerebrali correlati all'Alzheimer abbiano anche segni di danno vascolare nel cervello, come mostrano gli studi dell'autopsia.

Inoltre, studi osservazionali [32] hanno scoperto che l'ipertensione nella mezza età, insieme ad altri fattori di rischio cerebrovascolari come il diabete e il fumo, aumentano il rischio di sviluppare demenza.

-TRATTAMENTO DEL DIABETE E DELLA DEPRESSIONE

-INTERAZIONE SOCIALE

-INTERVENTI SUL SONNO

-VITAMINE COME B12, D, C,E, FOLATI di cui si parla successivamente

-SEGUIRE UNA DIETA NUTRIENTE E SANA

Alcune prove suggeriscono che una dieta Mediterranea può ridurre le possibilità di sviluppare il disturbo.

Un piccolo studio [33] del 2018 ha scoperto che le persone che hanno seguito una dieta Mediterranea avevano meno biomarcatori di Alzheimer progressivo nel corso di

3 anni.

Una dieta Mediterranea in Zona [34] include poca carne rossa e grassi saturi e sottolinea:

-cereali integrali

-frutta e verdura, i carboidrati principali

-pesce e crostacei, soprattutto pesce azzurro

-noci, mandorle ed altra frutta secca

-olio d'oliva

-altri grassi sani come gli Omega 3 [35]

Altri studi [36] suggeriscono che gli antiossidanti possono influenzare i cambiamenti legati all'età nel cervello.

Una revisione [37] del 2022 ha scoperto che gli integratori o gli alimenti di bacche, hanno aiutato con le prestazioni cognitive globali, il funzionamento esecutivo, l'apprendimento e la memoria negli anziani.

Tra le bacche che le persone mangiavano c'erano:

-mirtilli

-more

-lamponi

-fragole

-mirtilli

Altre ricerche [38] hanno esaminato la curcumina , ingrediente principale della curcuma, la spezia giallastra usata nel curry. È un potente antiossidante.

La curcumina sembrava sopprimere l'accumulo di

placche amiloidi dannose nel cervello dei roditori. Le placche amiloidi sono un aspetto della progressione del DA.

ESERCIZIO MENTALE

Un cervello attivo[39] può ridurre le possibilità del disturbo.

Le attività che aiutano a mantenere attivo il cervello includono:

-ascoltare musica e notizie ma non guardare la TV [40]

-leggere libri

-fare giochi di abilità

-visitare i musei

Impegnarsi in esercizi mentali sembra creare o contribuire alla "*riserva cognitiva*".

In altre parole, si sviluppano ulteriori neuroni e percorsi nel cervello.

Perché questo è importante?

Di solito, il cervello ha una strada per trasportare le informazioni dal punto A al punto B.

Se c'è un posto di blocco o un vicolo cieco, le informazioni non ce la faranno.

Le persone che sviluppano nuovi modi di pensare [41] attraverso esercizi mentali creano [42] percorsi alternativi, o nuovi neuroni, nel loro cervello.

Per esercitare il cervello si possono provare varie attività, come :

-Fare cruciverba.

-Imparare una nuova lingua.

AUMENTARE L'IMPEGNO SOCIALE

Mantenere ed incrementare la socialità con gli altri può aiutare a prevenire il DA o ridurne la possibilità.

Uno studio [43] del 2018 ha coinvolto 7511 adulti seguiti nel corso di 9 anni ha rilevato che le persone con un impegno sociale elevato o aumentato avevano minori probabilità di demenza .

Le attività sociali aiutano a esercitare il cervello [44] coinvolgendo le abilità mentali .

Questi includono l'ascolto attivo, la comunicazione verbale e la memoria.

ESERCIZIO AEROBICO QUOTIDIANO

Quando gli anziani con Alzheimer si impegnano in esercizio aerobico, questo può migliorare i loro sintomi.

In un piccolo studio [45] del 2017, i ricercatori hanno seguito 68 persone con probabile Alzheimer per 6 mesi.

Hanno scoperto che l'esercizio aerobico era collegato ai guadagni nel modo in cui svolgevano determinate funzioni.

Ad esempio, coloro che si sono impegnati in esercizi aerobici hanno avuto maggiori miglioramenti rispetto a quelli il cui esercizio era stretching e tonificazione non aerobici .

SMETTERE O RIDURRE IL FUMO

Il fumo può aumentare le possibilità di DA e demenza. Esiste un'associazione [46] tra il fumo e cambiamenti come il declino cognitivo e l'aumento della fragilità. Se fumi ancora, prova a smettere.

Parla con il tuo medico dei metodi che potrebbero funzionare per te.

BASSA OMOCISTEINA

L'omocisteina è un amminoacido che è un elemento costitutivo delle proteine. Circola naturalmente nel sangue.

Una *Dichiarazione di Consenso Internazionale* [47] di esperti ha dichiarato che i livelli ematici di omocisteina superiori alla media sono un fattore di rischio per:

-Alzheimer

-demenza vascolare

-decadimento cognitivo

Gli alimenti ricchi di folato (acido folico) e altre vitamine del gruppo B, come B6 e B12, sembrano abbassare i livelli di omocisteina.

Alcune buone fonti [48] alimentari di folati includono:

-lattuga romana

-spinaci

-asparago

-broccoli

-senape

-arachidi

-banana

-succo di pomodoro

-papaia

alimenti con vitamina B 6 [49] includono:

-Ceci

-pollame

-banana

-spinaci

-salmone

-cereali fortificati

alimenti con vitamina B12 [50] includono :

-pescato

-carne rossa

-lievito alimentare e cereali

-pollame

-uova

ALCUNE DOMANDE FREQUENTI

COSA SCATENA L'ALZHEIMER?

I ricercatori non sanno ancora fino in fondo cosa causi [51] l'Alzheimer, anche se certamente si tratta di un problema multifattoriale che innesca l'insorgenza dei sintomi.

Ma l'Alzheimer tende a manifestarsi più spesso nelle persone con una storia familiare di Alzheimer, che hanno più di 65 anni o che hanno malattie cardiovascolari, il diabete e l'obesità.

L'ALZHEIMER PUÒ ESSERE PREVENUTO SE PRESO IN TEMPO?

La diagnosi precoce non può invertire i cambiamenti causati dall'DA.

Tuttavia, la diagnosi precoce[52] può ritardare o prevenire l'insorgenza della demenza offrendo la possibilità di modificare i fattori di rischio per la condizione.

TRATTAMENTI ALTERNATIVI PER LA MALATTIA DI ALZHEIMER

La malattia di Alzheimer è una malattia degenerativa del cervello.

Si rompe e distrugge le cellule cerebrali ei neuroni che collegano le cellule cerebrali tra loro.

Questo danno provoca un declino della memoria, del comportamento e delle capacità mentali.

Il trattamento si concentra sulla creazione di una migliore qualità della vita per le persone con la malattia.

I medici affrontano i sintomi della malattia che possono essere gestiti.

Questo può essere fatto con trattamenti tradizionali e alternativi.

Alcuni di questi trattamenti alternativi si sono rivelati utili. Ne vediamo alcuni:

OLIO DI COCCO

L'acido caprilico è un acido grasso presente nell'olio di cocco trasformato.

Si trova anche nel latte di capra, nel latte di altri

mammiferi, nell' olio di cocco ed in quello di palmisti.

L'acido caprilico di per sé viene utilizzato negli integratori per favorire il dimagrimento.

L'acido caprilico contiene chetoni che sono utili per il corretto funzionamento del cervello negli adulti sani e in quelli affetti dal morbo di Alzheimer.

Il morbo di Alzheimer fa sì che i mitocondri assorbano e utilizzino il glucosio in modo meno efficiente.

Le funzioni cerebrali, come la memoria e l'apprendimento, dipendono da livelli sufficienti di glucosio.

I chetoni dell'acido caprilico sostituiscono il glucosio in diminuzione e permettono al cervello di funzionare a una capacità superiore, influenzando positivamente la memoria, la concentrazione e l'apprendimento.

Una proteina simile è utilizzata in un farmaco chiamato Ketasyn .

Alcune ricerche [53] hanno scoperto che le persone che assumevano Ketasyn avevano migliori prestazioni di memoria e meno declino cognitivo.

Alcune persone usano l'olio di cocco come alternativa naturale alla medicina che contiene Ketasyn .

ACIDI GRASSI OMEGA 3

Gli acidi grassi Omega 3 possono essere utili nel trattamento dell'Alzheimer.

In uno studio [54]si dimostra che il consumo regolare di Omega 3 riduce il deterioramento cognitivo.

Ma è importante notare che questa ricerca è stata condotta sugli animali, non sugli esseri umani.

Puoi assumere più acidi grassi Omega-3 nella tua dieta mangiando pesce, noci e alcuni oli.

Una review [55] ci dice che: *"Sebbene gli interventi abbiano generalmente utilizzato olio di pesce contenente sia EPA che DHA, diversi studi che hanno utilizzato solo EPA o DHA o specifiche ossilipine derivate da questi acidi grassi indicano che hanno effetti distinti. Sia il DHA che l'EPA possono ridurre la neuroinfiammazione e il declino cognitivo, ma l'EPA influenza positivamente i disturbi dell'umore, mentre il DHA mantiene la normale struttura cerebrale. Un minor numero di studi con un PUFA n-3 di origine vegetale, l'acido α-linolenico, suggerisce che anche altri PUFA n-3 e le loro ossilipine possono influenzare positivamente l'Alzheimer. Ulteriori ricerche che identificheranno le proprietà antinfiammatorie e proresolventi uniche delle ossilipine dai singoli PUFA n-3 consentiranno la scoperta di nuove strategie di gestione dell'Alzheimer*

Un altro studio [56] ci dice che: *"Tra gli acidi grassi polinsaturi omega-3 (PUFA), l'acido docosaesaenoico (DHA, 22:6n-3) è importante per un adeguato sviluppo e cognizione del cervello. Il DHA è altamente concentrato nel cervello e svolge un ruolo essenziale nel funzionamento del cervello. Il DHA, uno dei principali costituenti dei grassi del pesce, attraversa prontamente la barriera emato-encefalica dal sangue al cervello. Il suo ruolo critico è stato ulteriormente supportato dai suoi livelli ridotti nel cervello dei pazienti con malattia di Alzheimer (AD). Ciò concorda con un potenziale ruolo del DHA nella memoria, nell'apprendimento e nei processi cognitivi. Poiché non esiste ancora una cura per la demenza come l'AD, vi è un crescente interesse per il ruolo della dieta integrata con DHA nella prevenzione della patogenesi dell'AD. Di conseguenza, studi su animali, epidemiologici, preclinici e clinici hanno indicato che il DHA ha effetti neuroprotettivi in una serie di condizioni neurodegenerative tra cui l'AD. Gli effetti benefici di questa integrazione chiave di acidi grassi omega-3 possono dipendere dallo stadio della progressione della malattia, da altri mediatori dietetici e dal genotipo dell'apolipoproteina ApoE. Qui, la nostra recensione indaga, da studi su colture animali e cellulari, i meccanismi molecolari coinvolti nel potenziale neuroprotettivo del DHA con enfasi sull'AD."*

Uno studio sperimentale [57] ci dice che: *"È stato condotto uno studio di 24 settimane, randomizzato, in doppio cieco, controllato con placebo per testare la fattibilità dell'uso della monoterapia con acidi grassi polinsaturi omega-3 (PUFA) nelle persone con deterioramento cognitivo e per esplorare i suoi effetti sulla funzione cognitiva e sulle condizioni cliniche generali in questi partecipanti. Ventitré partecipanti con malattia di Alzheimer lieve o moderata e ventitré con decadimento cognitivo lieve sono stati randomizzati a ricevere PUFA omega-3 1,8 g/die o placebo (olio d'oliva). Sono stati analizzati i dati di 35 (76%) partecipanti con almeno una visita post-trattamento. Non ci sono stati gravi effetti avversi in nessuno dei due gruppi e ciò suggerisce che i PUFA omega-3 erano ben tollerabili in questa popolazione. Il gruppo di trattamento ha mostrato un miglioramento migliore sulla scala dell'impressione di cambiamento basata sull'intervista del medico (CIBIC-plus) rispetto a quelli del gruppo placebo durante il follow-up di 24 settimane (p = 0,008). Non c'era alcuna differenza significativa nella parte cognitiva del cambiamento della scala di valutazione della malattia di Alzheimer (ADAS-cog) durante il follow-up in questi due gruppi. Tuttavia, il gruppo degli acidi grassi omega-3 ha mostrato un miglioramento significativo dell'ADAS-cog rispetto al gruppo placebo nei partecipanti con decadimento cognitivo lieve (p = 0,03), che non è stato osservato in quelli con malattia di Alzheimer. Proporzioni più elevate di acido eicosapentaenoico sulle membrane dei globuli rossi erano anche associate a migliori risultati cognitivi (p = 0,003). Ulteriori studi dovrebbero essere presi in considerazione con un campione più ampio, registrazione della dieta, dosaggi più elevati, confronti tra diverse combinazioni di PUFA e una maggiore omogeneità dei partecipanti, in particolare quelli con malattia di Alzheimer lieve e lieve deterioramento cognitivo."*

COENZIMA Q10

I sostenitori del trattamento alternativo affermano che alcune vitamine e minerali possono prevenire o arrestare l'DA.

Uno di questi antiossidanti è il coenzima Q10 o CoQ10.

Questo enzima è importante per le funzioni sane del corpo.

Ora è in fase di studio come possibile trattamento [58] per il DA.

AGOPUNTURA

L'agopuntura è una medicina alternativa che pensata per stimolare il corpo e migliorare il flusso di energia.

Secondo alcuni studi [59], l' agopuntura può migliorare l'umore e la funzione cognitiva nelle persone con il DA.

Un piccolo studio [60] ha anche dimostrato che l'agopuntura migliora l'umore, i livelli di energia e il dolore, ma sono ancora necessarie ulteriori ricerche.

Uno studio [61] compiuto su 141 pazienti conclude che:

*"L'agopuntura per beneficiare del **Qi**, promuovere la circolazione sanguigna, regolare la mente e migliorare l'intelligenza e migliora significativamente la funzione generale, la cognizione e l'attività della vita quotidiana nei pazienti con malattia di Alzheimer e l'efficacia è migliore del donepezil (farmaco usato nel trattamento della demenza ndt)."*

Una review [62]ci dice che:

"In questa recensione, riassumiamo i meccanismi precedentemente riportati degli effetti benefici dell'agopuntura nell'AD, inclusa la capacità dell'agopuntura di modulare il metabolismo dell'Aβ, la fosforilazione della tau, i neurotrasmettitori, la neurogenesi, le sinapsi e la funzione dei neuroni, l'autofagia, l'apoptosi neuronale, la neuroinfiammazione, il metabolismo cerebrale del glucosio, e risposte cerebrali. Presi insieme, questi risultati suggeriscono che l'agopuntura fornisce effetti terapeutici per l'AD."

C'è poco rischio con l'agopuntura eseguita da un professionista qualificato e autorizzato.

Potrebbe valere la pena provare per altri benefici per la salute.

AROMATERAPIA

L'aromaterapia utilizza oli essenziali per migliorare il benessere.

Uno studio a breve termine ha testato l'aromaterapia su un gruppo di anziani, alcuni con Alzheimer.

Alla fine dello studio, ogni persona coinvolta ha mostrato un miglioramento delle proprie capacità di pensiero.

Gli oli essenziali utilizzati nello studio includevano:

-rosmarino

-limone

-lavanda

-arancia

Devono ancora essere condotti studi più ampi per periodi di tempo più lunghi per confermare questi risultati.

È importante ricordare di non applicare mai gli oli essenziali direttamente sulla pelle. Diluire sempre da tre a cinque gocce in un olio vettore come l'olio di mandorle.

TERAPIA DELLA LUCE INTENSA

La malattia di Alzheimer colpisce la parte del cervello che regola il ritmo circadiano, che dice al corpo quando dormire e quando svegliarsi. Può causare un'interruzione del ciclo del sonno e della veglia.

Alcune persone hanno problemi a dormire, il che aumenta il rischio di vagabondaggio notturno. La terapia della luce intensa può aiutare.

Studi [63] hanno scoperto che la terapia della luce aiuta a ripristinare l'equilibrio nel ciclo sonno-veglia.

La terapia della luce intensa al mattino ha migliorato il ritmo del sonno notturno in alcune persone con DA.

Ha anche aumentato la veglia diurna e ridotto l'agitazione serale.

ERBORISTERIA

Diversi piccoli studi [64] hanno scoperto che il Gingko biloba può giovare alle persone con deterioramento cognitivo causato dall'Alzheimer .

Sono ancora necessarie ulteriori ricerche sull'esistenza di una connessione positiva tra Ginkgo biloba ed Alzheimer.

Il Ginkgo biloba, ad esempio, è noto per essere un anticoagulante e può essere pericoloso per le persone che già assumono anticoagulanti.

Alcune erbe sono efficaci grazie alle loro proprietà antinfiammatorie e antiossidanti.

Choto-san è una miscela di erbe contenente 11 piante medicinali.

Questa miscela è stata usata per curare la demenza. Alcuni studi [65] hanno riscontrato miglioramenti nella memoria e nell'apprendimento.

Ma molti studi si sono concentrati solo sulla demenza vascolare.

La demenza vascolare e l'Alzheimer rientrano entrambe nell'ambito della demenza, ma sono condizioni diverse.

Secondo un piccolo studio [66] , l'erba giapponese kami - untan - migliora la crescita dei nervi nelle cellule cerebrali di ratto.

Sulla base di questi risultati, l'erba potrebbe forse rallentare la progressione della malattia di Alzheimer.

Tuttavia, sono necessari ulteriori studi.

VITAMINA D

Di sicuro interesse, vista la mole di studi presenti, è la vitamina D.

una review [67] ci dice che: "*...studi recenti hanno dimostrato che la VitD è un ormone neurosteroide essenziale/vitale che svolge un'ampia varietà di ruoli protettivi e regolatori essenziali nel cervello. Questo articolo esamina gran parte delle prove crescenti degli effetti dannosi della carenza di VitD sul cervello e l'associazione di molti di questi collegamenti comuni con la malattia di Alzheimer (AD). Discutiamo anche degli effetti benefici visti dall'integrazione di VitD. Sulla base di questo accumulo di studi, proponiamo che lo screening VitD dovrebbe essere eseguito almeno in quegli individui a rischio di carenza di*

VitD e AD. Con un consiglio medico appropriato, coloro che risultano essere carenti di VitD dovrebbero essere presi in considerazione per un'integrazione appropriata."

Uno studio sperimentale [68] di vaste proporzioni conclude che :

"i nostri risultati confermano che la carenza di vitamina D è associata a un rischio sostanzialmente aumentato di demenza per tutte le cause e malattia di Alzheimer.
Ciò si aggiunge al dibattito in corso sul ruolo della vitamina D nelle condizioni non scheletriche."

Uno studio sperimentale [69] che ha somministrato vitamina D e mematina [70] conclude che :

"I pazienti con Alzheimer che hanno assunto memantina più vitamina D per 6 mesi hanno avuto un guadagno cognitivo statisticamente e clinicamente rilevante, sottolineando i possibili benefici sinergici e potenzianti della combinazione."

Uno studio[71] ci dice che :" *...Negli ultimi 25 anni, la vitamina D è emersa come un serio candidato nello sviluppo e nella funzione del sistema nervoso e come strumento terapeutico in una serie di patologie neurologiche. Più recentemente, dati sperimentali e preclinici suggeriscono un legame tra lo stato della vitamina D e la funzione* *cognitiva. Gli studi sull'uomo supportano fortemente una correlazione tra bassi livelli di 25-idrossivitamina D circolante (25(OH)D) e deterioramento cognitivo o demenza nelle popolazioni che invecchiano. Parallelamente, studi sugli animali dimostrano che l'integrazione con vitamina D è protettiva contro i processi biologici associati alla malattia di Alzheimer (AD) e migliora le prestazioni di apprendimento e memoria in vari modelli animali di invecchiamento e AD."*

Uno studio sperimentale [72] ci dice che: *"...Scopo del presente studio era vedere l'effetto della vitamina D sulla funzione cognitiva negli anziani.... Un totale di 80 soggetti sono stati arruolati sulla base di Mini Punteggio del Mental State Examination (MMSE) <24 e carenza di vitamina D. Erano divisi in due gruppi:*
come Gruppo A (caso) e Gruppo B (controllo), ciascun gruppo con 40 soggetti. Intervento (vitamina D supplementazione) è stata data nel Gruppo A.... In conclusione, l'integrazione di vitamina D ha causato un miglioramento significativo delle prestazioni cognitive in soggetti con demenza senile."

In realtà la mole di studi esistenti, dimostrano come carenze di vitamina D possano essere una delle cause dello sviluppo del disturbo e che, quindi, mantenere buoni livelli della vitamina D costituisca un fattore preventivo importante ma anche che la supplementazione con vitamina D nelle persone affette da Alzheimer, possa costituire un importante fattore terapeutico.

VITAMINA B12 e FOLATI

Uno studio [73]suggerisce che:"... *la vitamina B12 e il folato possono essere coinvolti nello sviluppo dell'Alzheimer. Una chiara associazione è stata rilevata solo quando entrambe le vitamine sono state prese in considerazione, specialmente tra i soggetti cognitivamente intatti. Nessuna interazione è stata trovata tra le due vitamine. Il monitoraggio della concentrazione sierica di vitamina B12 e folati negli anziani può essere rilevante per la prevenzione dell'AD"*.

Un altro studio [74] ci dice che:" *Diverse linee di evidenza indicano che l'ipovitaminosi B12 è collegata all'AD"*

Uno studio sperimentale ci dice che:" *I livelli sierici di vitamina B12 (determinati mediante dosaggio radioimmunologico) sono stati misurati in 20 soggetti di età pari o superiore a 65 anni con demenza di tipo Alzheimer, 20 soggetti di pari età con demenza di tipo non Alzheimer e 20 soggetti di pari età senza demenza. I livelli sierici di vitamina B12 erano significativamente più bassi e la carenza sierica di vitamina B12 era significativamente più frequente nei soggetti con demenza di tipo Alzheimer ed erano indipendenti da età, sesso, anomalie ematologiche o folato sierico.*"

VITAMINA C ed E

Uno studio [75] ci dice che: "*Diversi studi osservazionali su individui anziani per lo più sani hanno indicato che la vitamina C ed E, principalmente dal cibo così come la combinazione di alte dosi delle stesse vitamine, può avere un effetto benefico sullo sviluppo della demenza di Alzheimer. Uno studio clinico controllato in pazienti con demenza manifesta di Alzheimer, in cui la vitamina E 2000 mg/ giorno è stata somministrata come unica vitamina, ha in una certa misura confermato questi risultati.*"

Un altro studio [76] ci dice che :" *un'elevata assunzione di vitamina C e vitamina E è stata associata a un minor rischio di malattia di Alzheimer*"

LA MEMORIA

Dato il rilievo che la memoria ha nei processi cognitive presento in questa ultima parte del libro alcuni semplici esercizi per allenare la memoria, ma anche per rendersi conto dell'insorgere di problemi e difficoltà che potrebbero consigliare di rivolgersi ad uno specialista.

VALUTAZIONE OGGETTIVA
DELLA MEMORIA

Da soli, in situazione di tranquillità, leggete e ripetete la lista di parole per 1 minuto.

-Lavoratore

-Gamba

-Rettile

-Bastone

-Sugo

-Pittore

-Giuria

-Piatto

-Cappotto

-Platea

Dopo 20 minuti di tempo, durante i quali avete fatto altre cose, come leggere un libro o telefonare, prendete carta e penna e riscrivete le parole che ricordate.

Controllate poi il risultato ottenuto a *RISULTATI PROVE ED ESERCIZI MANTENERE ATTIVI MEMORIA, INTELLIGENZA E RIFLESSI*

Memoria, intelligenza e riflessi non ci sono dati una-tantum nella vita e quindi non sono un patrimonio inesorabilmente degradabile con l'età, ma caratteristiche dipendenti da noi e dalla nostra capacità di esercitarle.

In termini più chiari, il cervello non è altro che una parte del corpo e la sua salute dipende fondamentalmente dall'uso che ne facciamo.

Il detto americano *"use it or lose it"* ovvero *"usalo o perdilo"* non è un semplice modo di dire ma un caposaldo delle moderne neuroscienze le quali ci dimostrano come la struttura e la funzione del cervello - e quindi dei nostri processi mentali - si modificano in rapporto all'ambiente e alle esperienze che facciamo.

Il cervello, infatti, oltre a dover essere nutrito in modo corretto ed equilibrato come tutto il resto del corpo, deve ricevere un cibo particolare, ovvero gli *"stimoli"* che devono essere adeguati, sia come qualità che come quantità.

L'allontanamento dai processi produttivi appena raggiunta l'età della pensione, provoca un precoce invecchiamento in molte persone ancora assolutamente valide, le quali finiscono con il gravare sui servizi sociali.

Chi ne ha la possibilità farà bene, quindi, a continuare a lavorare, magari riducendo in i ritmi di lavoro o concedendosi periodi più lunghi di riposo e divertimento, ma senza abbandonare completamente la propria attività.

Se, tuttavia, proprio non è possibile proseguire con l'attività lavorativa, di fondamentale importanza è continuare a coltivare interessi e hobby che, non solo tengono occupati, ma stimolano la mente e mantengono in efficienza la memoria.

Studi scientifici dimostrano che la memoria ha bisogno di essere sollecitata ed esercitata, anche attraverso il tradizionale metodo dell'imparare a mente.

Se questo allenamento è utile in gioventù, diventa assolutamente indispensabile per migliorare le prestazioni mnemoniche dell'anziano, perché fa sì che il cosiddetto «*magazzino della memoria a breve termine*», ovvero il luogo in cui le memorie sono depositate per breve tempo prima di essere convertite in forma duratura, non si «*restringa*», ma resti elastico, pronto a dilatarsi per accogliere e registrare sempre nuove esperienze e informazioni.

È quindi fondamentale tenere attiva la mente e

continuare ad aggiornare i propri schemi mentali, facendo, per quanto possibile, nuove esperienze e continuando a far tesoro di esse.

continuare ad aggiornare i propri schemi mentali, facendo, per quanto possibile, nuove esperienze e continuando a far tesoro di esse.

VALUTARE LA PROPRIA MEMORIA

Se capita la sensazione di non avere più la memoria di un tempo, può convenire fare una semplice prova come quella illustrata più sotto per avere un' idea più precisa dello stato della nostra capacità di ricordare.

Se il risultato della prova non è buono, nessuna paura.

Gli esercizi che suggerisco sotto, specifici per la memoria, se eseguiti costantemente vi permetteranno di riacquisire la normale capacità di ricordare.

Se invece i risultati fossero buoni, vi consigliamo ugualmente di svolgere gli esercizi.

La vostra memoria migliorerà comunque.
ESERCIZI SPECIFICI PER LA MEMORIA

I seguenti esercizi possono essere svolti sia personalmente dall'interessato, sia proposti alla persona dai figli o dai conviventi.

In quest'ultimo caso è di fondamentale importanza che chi propone gli esercizi lo faccia in accordo con il soggetto, senza che gli stessi esercizi appaiano una imposizione.

È di fondamentale importanza che i successi vengano evidenziati, mentre gli insuccessi, pur non essendo ignorati, non vengano accentuati ma siano presi a pretesto per riproporre altre volte lo stesso esercizio.

1) Disegnare percorsi e mappe o descrivere parti della città in cui si abita

PROCEDURA. Armati di carta, lapis e gomma per cancellare, disegnate percorsi noti per andare da casa vostra a casa di qualche parente o amico, oppure nel negozio in cui vi servite abitualmente.

L'esercizio deve poi essere svolto anche nel senso inverso e a partire da luoghi diversi dalla propria abitazione.

Altro esercizio collegato è quello di descrivere angoli del luogo in cui vivete o tratti di strada a voi noti, segnando ad esempio la sequenza dei negozi che si trovano lungo un marciapiede.

Dopo aver fatto alcuni di questi esercizi, uscite e andate a verificare di persona la correttezza delle descrizioni, annotando gli eventuali errori.

Dopo qualche settimana ripetete l'esercizio verificando se la quantità di errori è diminuita.

2) Caccia al tesoro

PROCEDURA. Nascondete 10 o più oggetti nella vostra casa annotando i nascondigli su di un foglio.

Il foglio viene messo in una busta con su scritto *"elenco dei nascondigli"* e la busta viene messa in bella vista.

I nomi degli oggetti vengono scritti su singoli bigliettini.

Ogni giorno si estrae un bigliettino e si cerca di trovare l'oggetto indicato.

Si ricorre all'elenco chiuso nella busta solo se non si ricorda il nascondiglio dell'oggetto entro un'ora.

3) Apprendimento di una lista della spesa

PROCEDURA. Si prepara la lista della spesa con 20 prodotti realmente necessari e relativa quantità da acquistare e la si studia - o la si propone al soggetto - per 5 minuti.

Se possibile il soggetto si reca materialmente a fare la spesa e solo alla fine verifica se tutti i 20 articoli sono stati acquistati nella giusta quantità.

Se questo non fosse possibile, per handicap fisici o per altre cause, si fa riscrivere ai soggetti la lista della spesa dopo 30 minuti da quando è stata letta.

Se possibile, e se rientra nelle abitudini della persona, sarebbe utile che gli oggetti della lista siano da acquistare in negozi diversi (ad esempio fornaio, ortolano, macellaio e così via).

Nel caso che la *"spesa"* venga svolta solo riscrivendo gli oggetti, è bene che la persona suddivida gli oggetti rievocati nei diversi negozi.

Punteggio. Si assegna 1 punto per ogni oggetto ricordato correttamente (anche nella quantità) sia che la spesa venga effettuata realmente, sia che si tratti della rievocazione scritta.

In questo caso, per l'assegnazione del punto, l'oggetto deve essere anche collocato nel negozio giusto.

Processi interessati: questo esercizio è di particolare importanza perché coinvolge processi mentali quali l'attenzione, la memoria a breve termine e la capacità di pianificare azioni.

L'esercizio può essere esteso chiedendo alla persona di raggruppare, per iscritto, i prodotti secondo determinate caratteristiche, come l'appartenenza al medesimo reparto del supermercato che è frequentato, o anche in base al genere merceologico (frutta, verdura, carne, latticini, e così via).

4) Menù della settimana

PROCEDURA. Anche questo esercizio può essere messo in atto dallo stesso soggetto interessato o essere proposto da terzi.

Sopra un foglio viene scritto il menù di pranzo e cena di una settimana (14 pasti), composto da primo, secondo e un frutto.

Si hanno 5 minuti per memorizzarlo.

I piatti devono essere scelti tra quelli abitualmente utilizzati.

Successivamente, ritirato il menù, la persona cerca di ricordare, per scritto, il menù di tre pasti in tre giorni scelti a caso (ad esempio il pranzo di lunedì, cena di mercoledì, pranzo della domenica).

È possibile riproporre l'esercizio anche dopo alcune ore.

Punteggio. Si assegna 1 punto per ogni piatto rievocato correttamente (gamma 0-9).

Processi interessati: anche questo esercizio è importante in quanto coinvolge diversi processi mentali quali l'attenzione e le strategie di organizzazione.

5) Fare un riassunto

PROCEDURA. Ogni giorno leggere un breve articolo di giornale, preferibilmente un fatto di cronaca e dopo averlo riletto un paio di volte farne il riassunto per iscritto.

La sera riscrivere il riassunto senza avere riletto l'articolo. Verificare la correttezza dei due riassunti.

Se l'esercizio viene proposto da terzi, può essere ampliato facendo alcune domande alla persona sui dati salienti dell'articolo (località dove è avvenuto il fatto, nome del soggetto, sesso, sintesi del fatto e così via).

6) Memoria visiva

PROCEDURA. Guardate per 30 secondi le otto forme illustrate a sinistra e cercate di memorizzarle.

Poi attendete 60 secondi, riproducete schematicamente i disegni e ritornate alla figura apposita e verificate quante ne avete ricordate.

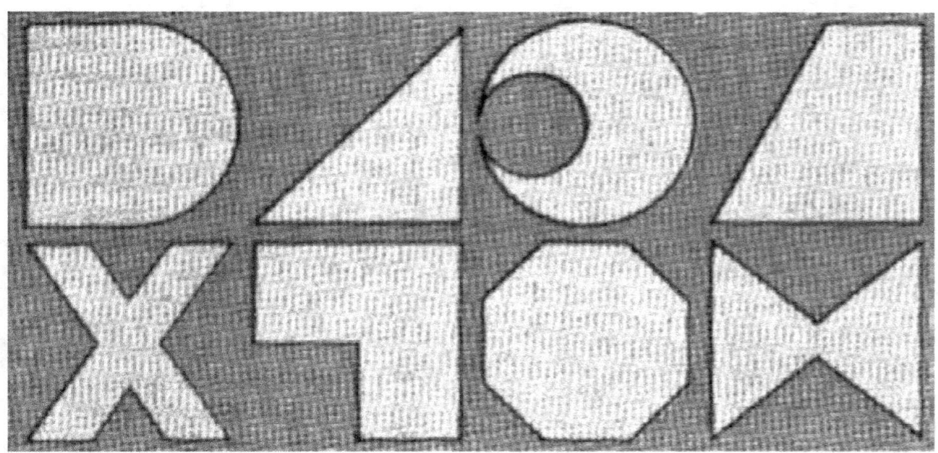

7) Memoria di particolari

Questi tre oggetti di uso molto comune sono qui raffigurati seconde prospettive insolite: riuscite a recuperare dalla memoria di quali oggetti si tratta? Se non ci riuscite andate a RISULTATI PROVE ED ESERCIZI

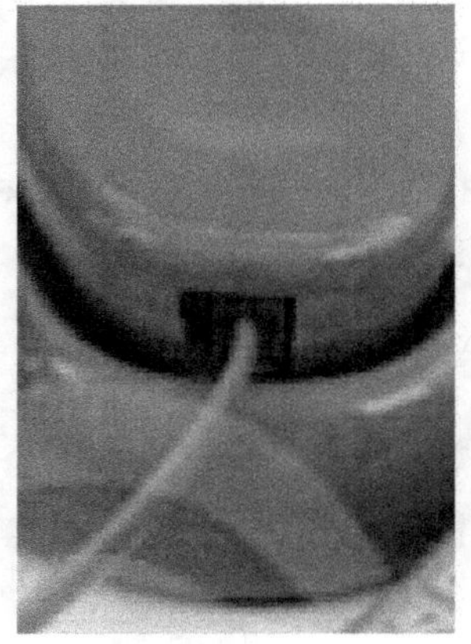 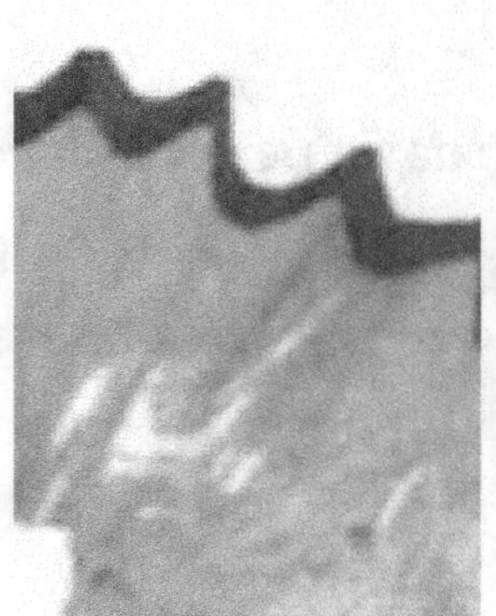 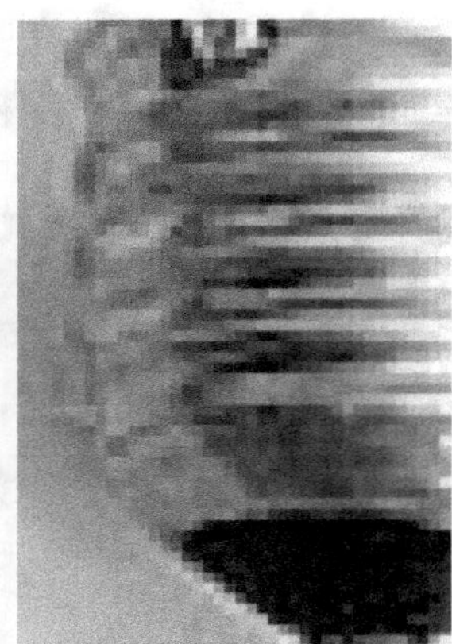

Risultato della valutazione oggettiva della memoria.

Se vengono ricordate più di 8-10 parole, la memoria è nella norma.

Se ne vengono ricordate meno, è giunto il momento di cominciare ad esercitarsi.

Memoria visiva esercizio 6

Cercate di ricordare le figure, chiudendo gli occhi

Quante figure avete ricordato correttamente?

Se non siete riusciti a ricordarle tutte e 8, riprovate tra una settimana.

Memoria di particolari esercizio 7

Si tratta di oggetti di uso comunissimo: l'uscita di un filo dalla cornetta di un telefono fisso, il materiale risultate dall'appuntatura di un lapis fatta con appuntalapis e la filettatura di una lampadina.

CHI SONO IO

Sono un Nutrizionista ed uno Psicologo.

Ho lavorato per oltre 30 anni in vari ambulatori della Toscana nel settore nutrizione, anche con persone con Disturbi del Comportamento Alimentare.

Sono stato professore a contratto presso la Facoltà di Medicina dell'Università di Pisa ed in altre.

Continuo ad effettuare consulenze online tramite il mio sito:

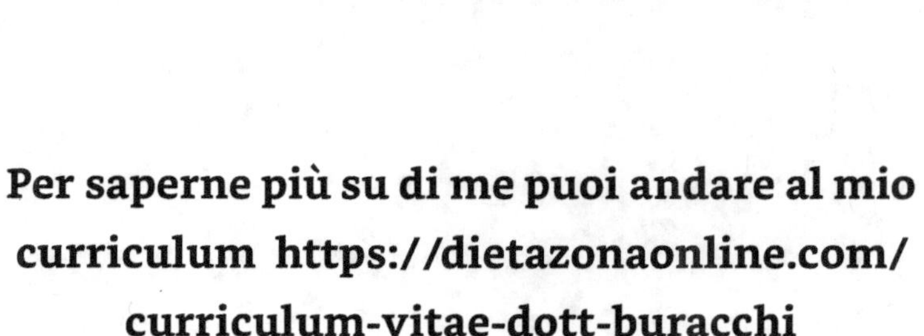

www.dietazonaonline.com

Per saperne più su di me puoi andare al mio curriculum https://dietazonaonline.com/curriculum-vitae-dott-buracchi

Se vuoi mi puoi scrivere a g.buracchi@gmail.com

anche per consigli sui Fiori di Bach

Se ti interessano altri miei libri di alimentazione, salute naturale, psicologia e romanzi mi trovi su Amazon

https://www.amazon.it/s?k=gabriele+buracchi

BIBLIOGRAFIA

[1] Understanding the impact of sex and gender in Alzheimer's disease: A call to action - PMC (nih.gov)

[2] https://www.ncbi.nlm.nih.gov/pmc/articles/PMC6400070/

[3] https://www.ncbi.nlm.nih.gov/pmc/articles/PMC6400070/

[4] Understanding the impact of sex and gender in Alzheimer's disease: A call to action - PMC (nih.gov)

[5] Un insieme di manifestazioni di una patologia della gravidanza, potenzialmente pericolosa per la vita e considerata spesso una variante o una complicanza della preeclampsia

[6] https://www.sciencedirect.com/science/article/pii/S1568163721001446

[7] https://ndriresource.org/alzheimers

[8] https://www.amazon.it/dp/B0BTVZKYZ9

[9] https://www.amazon.it/dp/B0BC69J7CC

[10] Dementia prevention, intervention, and care: 2020 report of the Lancet Commission - ScienceDirect

[11] Alzheimer Disease - StatPearls - NCBI Bookshelf (nih.gov)

[12] https://www.ncbi.nlm.nih.gov/pmc/articles/PMC6023101/

[13] https://www.alz.org/alzheimers-dementia/stages

[14] https://www.ncbi.nlm.nih.gov/pmc/articles/PMC6417794/

[15] https://ndriresource.org/alzheimers

[16] Estimating Alzheimer's Disease Progression Rates from Normal Cognition Through Mild Cognitive Impairment and Stages of Dementia - PMC (nih.gov)

[17] Frontiers | The Multidisciplinary Approach to Alzheimer's Disease and Dementia. A Narrative Review of Non-Pharmacological Treatment (frontiersin.org)

[18] https://www.alz.org/alzheimers-dementia/research_progress/prevention

[19] https://www.ncbi.nlm.nih.gov/pmc/articles/PMC5596480/

[20] https://www.frontiersin.org/articles/10.3389/fneur.2018.01058/full

[21] A Review of the Common Neurodegenerative Disorders: Current Therapeutic Approaches and the Potential Role of Nanotherapeutics - PMC (nih.gov)

[22] Comprehensive Review on Alzheimer's Disease: Causes and Treatment - PMC (nih.gov)

[23] https://www.ncbi.nlm.nih.gov/pmc/articles/PMC7764106/

[24] https://www.ninds.nih.gov/health-information/disorders/parkinsons-disease

[25] https://www.ncbi.nlm.nih.gov/books/NBK470193/

[26] https://www.nature.com/articles/s41598-022-21093-8

[27] https://www.ncbi.nlm.nih.gov/pmc/articles/PMC9654624/

[28] https://pubmed.ncbi.nlm.nih.gov/35970584/

[29] Preventing Alzheimer's Disease: What Do We Know? | National Institute on Aging (nih.gov)

[30] Putting exercise to the test in people at risk for Alzheimer's | National Institute on Aging (nih.gov)

[31] High blood pressure is linked to cognitive decline | National Institute on Aging (nih.gov)

[32] Risk factors for heart disease linked to dementia | National Institutes of Health (NIH)

[33] https://www.ncbi.nlm.nih.gov/pmc/articles/PMC5957301/

[34] https://www.amazon.it/dp/B0BC69J7CC

[35] https://www.amazon.it/dp/B0BLSS8X88

[36] https://www.ncbi.nlm.nih.gov/pmc/articles/PMC8126018/

[37] https://www.nature.com/articles/s41598-022-07302-4

[38] https://www.ncbi.nlm.nih.gov/pmc/articles/PMC5796761/

[39] How to reduce your risk of Alzheimer's and other dementias | Alzheimer's Society (alzheimers.org.uk)

[40] https://www.amazon.it/dp/B0BHWWWW6R

[41] Brain Basics: The Life and Death of a Neuron | National Institute of Neurological Disorders and Stroke (nih.gov)

[42] https://www.ninds.nih.gov/health-information/public-education/brain-basics/brain-basics-life-and-death-neuron

[43] Social Engagement and Its Change are Associated with Dementia Risk among Chinese Older Adults: A Longitudinal Study - PMC (nih.gov)

[44] https://www.alzheimers.org.uk/about-dementia/risk-factors-and-prevention/how-reduce-your-risk-alzheimers-and-other-dementias

[45] Aerobic exercise for Alzheimer's disease: A randomized controlled pilot trial - PMC (nih.gov)

[46] Evidence profile: Tobacco cessation and cognitive decline or dementia - Risk Reduction of Cognitive Decline and Dementia - NCBI Bookshelf (nih.gov)

[47] Homocysteine and Dementia: An International Consensus Statement - PMC (nih.gov)

[48] Folate - Health Professional Fact Sheet (nih.gov)

[49] https://ods.od.nih.gov/factsheets/VitaminB6-HealthProfessional/

[50] Vitamin B12 - Health Professional Fact Sheet (nih.gov)

[51] https://www.nhs.uk/conditions/alzheimers-disease/causes/

[52] https://www.ncbi.nlm.nih.gov/pmc/articles/PMC6935598/

[53] https://www.alz.org/alzheimers-dementia/treatments/alternative-treatments

[54] The effects of long-term omega-3 fatty acid supplementation on cognition and Alzheimer's pathology in animal models of Alzheimer's disease: a systematic review and meta-analysis - PubMed (nih.gov)

[55] https://academic.oup.com/advances/article/7/5/905/4616724

[56] https://www.sciencedirect.com/science/article/pii/S0955286316300225

[57] https://www.sciencedirect.com/science/article/abs/pii/S0278584608001504

[58] Neuroprotection of Coenzyme Q10 in Neurodegenerative Diseases: Ingenta Connect

[59] Effect and mechanism of acupuncture on Alzheimer's disease - PubMed (nih.gov)

[60] Effect and mechanism of acupuncture on Alzheimer's disease - PubMed (neurobiologyofaging.org)

[61] https://europepmc.org/article/med/25876339

[62] https://www.frontiersin.org/articles/10.3389/fnins.2020.549772/full

[63] Light Therapy and Alzheimer's Disease and Related Dementia: Past, Present, and Future - PMC (nih.gov)

[64] https://pubmed.ncbi.nlm.nih.gov/26268332/

[65] The effects of Choto-san on the mRNA expression of Alzheimer's disease related factors in the permanent ischemic rat brain - PubMed (nih.gov)

[66] https://pubmed.ncbi.nlm.nih.gov/10879069/

[67] https://www.sciencedirect.com/science/article/abs/pii/S0969996115300048

[68] https://n.neurology.org/content/83/10/920.short

[69] https://journals.lww.com/cogbehavneurol/Abstract/2012/09000/Effectiveness_of_the_Combination_of_Memantine_Plus.3.asp

[70] La memantina è un principio attivo appartenente al cosiddetto gruppo dei

farmaci anti-demenza impiegati nella terapia del morbo di Alzheimer.

[71]   https://content.iospress.com/articles/journal-of-alzheimers-disease/jad150943

[72] https://www.ijpp.com/IJPP%20archives/2015_59_1/94-99.pdf

[73] https://n.neurology.org/content/56/9/1188.1.short

[74] https://www.mdpi.com/2218-273X/12/1/129

[75] https://europepmc.org/article/med/16415937

[76] https://jamanetwork.com/journals/jama/article-abstract/195058

www.ingramcontent.com/pod-product-compliance
Lightning Source LLC
Chambersburg PA
CBHW070750250726
48662CB00004B/1728